COMMENT ON SE DÉFEND

CONTRE

L'OBÉSITÉ

PAR LE

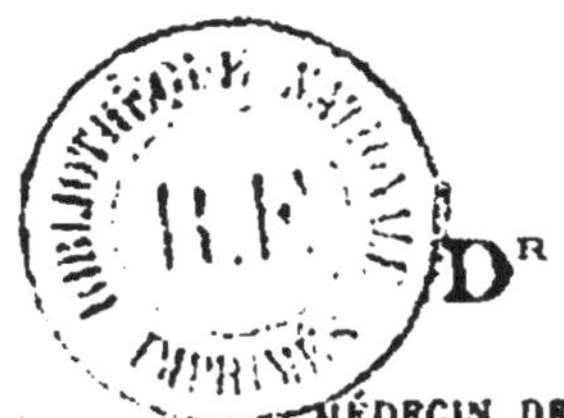

Dᴿ DHEUR

MÉDECIN DE LA MAISON DE SANTÉ D'IVRY

Prix : 1 franc

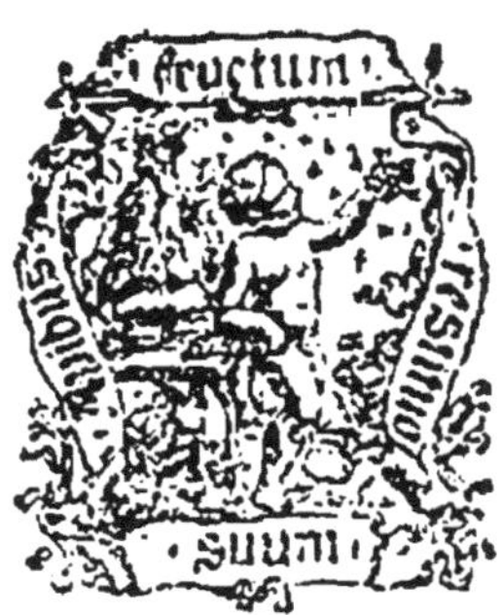

PARIS

SOCIÉTÉ D'ÉDITIONS SCIENTIFIQUES

4, RUE ANTOINE-DUBOIS, 4

PLACE DE L'ÉCOLE-DE-MÉDECINE

COMMENT ON SE DÉFEND

CONTRE L'OBÉSITÉ

COMMENT ON SE DÉFEND

CONTRE

L'OBÉSITÉ

PAR LE

Dʳ DHEUR

MÉDECIN DE LA MAISON DE SANTÉ D'IVRY

Prix : 1 franc

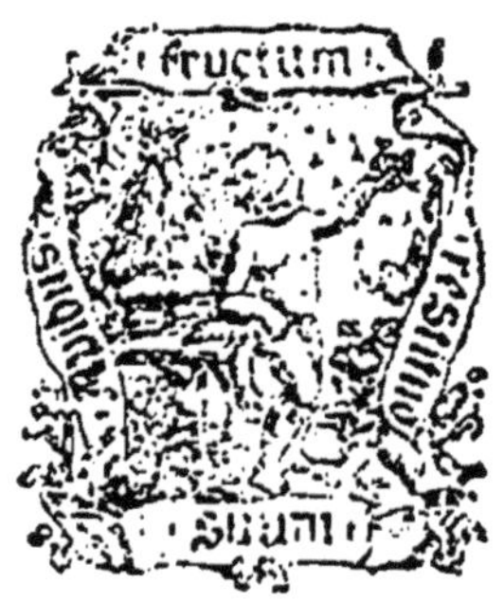

PARIS

SOCIÉTÉ D'ÉDITIONS SCIENTIFIQUES

4, RUE ANTOINE-DUBOIS, 4

ET PLACE DE L'ÉCOLE-DE-MÉDECINE

INTRODUCTION

Il y a, paraît-il, des malheureux qui s'enor-
gueillissent de leur obésité, il en est d'autres qui
sont fiers de voir les réserves adipeuses de leurs
enfants accroître sans cesse ; je souhaite que
cette brochure leur tombe entre les mains, et surtout qu'elle puisse les convaincre du danger qu'ils
courent et de celui qu'ils font courir aux leurs.
Je souhaite, qu'effrayés, ils s'aperçoivent enfin
que d'un moment à l'autre, l'objet de leur orgueil
peut devenir pour eux un sujet de souffrance, qui
mettra même leur vie en danger.

Mais, j'ai écrit surtout ces lignes pour ceux qui
sont atteints d'obésité et qui en souffrent, pour
ceux qui, ayant usé et abusé des nombreux spéci-
fiques qu'on vend contre cette affection, n'en ont
tiré aucun résultat, et sont disposés à revenir à
une thérapeutique plus rationnelle.

Je n'ai pas eu, surtout en vue de consoler ceux

qui se lamentent sur leur embonpoint, simplement au point de vue esthétique ; et cependant, je crois même qu'à ces personnes-là une hygiène bien comprise ne saurait nuire, car l'on sait où commence l'obésité, et on ne sait jamais où elle s'arrête.

Je crois donc que même l'embonpoint excessif doit être traité, à condition de l'être avec modération, avec une rigueur de régime proportionnée pour ainsi dire, à la gravité de la maladie.

COMMENT ON SE DÉFEND
CONTRE L'OBÉSITÉ

Définition

L'obésité ou polysarcie est un état pathologique caractérisé par l'exagération de l'embonpoint, par l'hypertrophie généralisée du tissu adipeux.

Normalement, chacun de nous est porteur d'une certaine quantité de tissu adipeux, précieuse réserve, destinée à subvenir, soit à une insuffisance de recette, soit à un surcroît de dépense de l'organisme, le jour où celui-ci aura à subir les épreuves du jeûne, des fatigues prolongées ou des maladies graves, par exemple.

Cette réserve, suivant les individus, varie dans des proportions assez notables, se trouvant à son minimum, chez les sujets maigres, à son maximum chez les sujets dits d'un certain embonpoint.

Or, entre quels chiffres exactement doit osciller l'état physiologique? à quel moment cesse l'embonpoint? à quel moment cemmence l'obésité?

Les anatomistes nous disent que, physiologiquement, le tissu adipeux doit constituer 1/20 du poids du corps chez l'homme; 1 16 chez la femme; mais je n'ai pas besoin d'insister pour démontrer que leur méthode d'observation, quoique suffisamment exacte, ne saurait être d'aucune utilité au point de vue clinique, où il devient impossible d'examiner le rapport existant entre ces deux points.

Quetelet (1) a dressé un tableau montrant les rapports du poids à la taille, chez l'individu normal, et qui peut être à ce point de vue d'une grande utilité.

Poids d'un adulte suivant sa taille :

1^{m}50......................	52 kilog.
1 55......................	54 —
1 60......................	60 —
1 65......................	64 —

(1) Quetelet, *Physique sociale*, Bruxelles, 1869.

1 70	67 kilog.
1 75......................	73 —
1 80......................	79 —
1 85......................	83 —
1 90......................	88 —

Ce tableau n'est applicable qu'à l'adulte; il importerait en outre, pour être suffisamment exact, de dresser des tables pour chaque âge et pour chaque taille, ce qui serait très compliqué ainsi que l'on peut s'en rendre compte au premier abord. Du reste, ces chiffres ne sauraient être pris pour absolus, des différences assez considérables en plus et en moins pouvant exister sans que l'organisme en souffre, et sans qu'on soit autorisé à conclure à un état pathologique.

En réalité, l'on ne devra prononcer le nom d'obésité que lorsque le tissu adipeux se trouvera en quantité suffisante pour modifier sensiblement les formes extérieures du corps, en détruire les proportions et lorsque surtout cette surchage graisseuse atteignant les organes internes, en troublent le fonctionnement, produisant les symptômes fonctionnels plus ou moins intenses, dont nous aurons occasion de parler pius loin.

———

Mode de Production.

Causes de l'Obésité.

Pour se rendre un compte à peu près exact de la façon dont se produit l'obésité, il importe que nous rappellions sommairement, comment la graisse s'accumule dans l'économie, et comment elle est détruite.

Il est à peine besoin de le dire, c'est par les aliments seuls que la graisse nous est fournie mais, ainsi que nous allons le voir, des aliments très différents contribuent à sa formation.

Les premiers ce sont les aliments gras.

Les graisses, subissant l'action du suc pancréatique sont saponifiées et transformées en glycérine, et en acides gras (stéariques, palmitiques et oléiques).

La glycérine est directement absorbée sous

forme d'acide phospho-glycérique, les savons solubles aussi, et, les uns et les autres vont servir de combustible à la machine humaine, qui les transformera soit en chaleur soit en mouvement.

Une autre partie des graisses, simplement émulsionnée par le suc pancréatique arrive dans le sang par les chylifères et le canal thoracique, et va s'emmagasiner en fin de compte dans les tissus cellulaires souscutané et interstitiel pour former une réserve de combustible.

C'est donc en grande partie grâce à la graisse absorbée que l'organisme peut former son tissu adipeux, mais, depuis les expériences de Liebig, de Pessenkofer et de Voit, il n'est plus douteux que l'homme peut former sa graisse, grâce à deux nouvelles sortes d'aliments, les aliments hydrocarbonés, d'une part, les albuminoïdes de l'autre.

Je crois inutile d'insister sur cette formation de toutes pièces, de graisse par l'intervention d'aliments qui n'en contiennent pas : si le phénomène physiologique est encore obscur et difficile à interpréter, les faits en eux-mêmes ne font aucun doute. Après les aliments gras, les hydrocarbonés semblent être surtout susceptibles de favoriser l'adipose.

Les boissons agissent d'après les mêmes principes, et favorisent la formation de tissus adipeux suivant qu'elles contiennent une quantité plus ou moins grande de corps gras ou hydrocarbonés. L'alcool même, suivant Hamond et Lussana, serait en partie utilisé pour former la graisse.

Plus difficile à comprendre est le rôle de l'eau, qui, suivant la majorité des auteurs aiderait beaucoup à former le tissu adipeux. Ch. Robin croit qu'elle agit en provoquant une hypersécrétion intestinale qui permet de rendre absorbable une parti du résidu intestinal, qui sans cela n'aurait pas été absorbé.

Quoiqu'il en soit la pratique semble bien démontrer que l'absorption de l'eau en grande quantité aide l'obésité à se produire.

Pour ce qui concerne la destruction des graisses, nous en avons déjà vu une partie s'opérer de suite, après saponification elle a été versée dans le torrent circulatoire soumise à l'oxydation et en dernier terme transformée en acide carbonique et en eau.

La graisse simplement emulsionnée qui est allée former les réserves n'est pas oxydée de suite, mais, dans bien des circonstances l'organisme est obligé de brûler même ses réserves, et alors, subissant l'oxydation elle disparait de la même manière. C'est un fait constant du reste de voir le tissu adipeux augmenter ou diminuer suivant que les combustions sont plus ou moins intenses.

Cependant la graisse peut aussi être éliminée èn nature, cette élimination se fait par le foie, grâce à la sécrétion biliaire, et en partie aussi par la sécrétion lactée, sébacée etc.....

Quoique la quantité ainsi rejetée soit peu considérable, nous devons pourtant en tenir compte car pour le traitement nous devrons favoriser ces sécrétions glandulaires.

Ces quelques explications étaient nécessaires pour pouvoir interpréter la formation de l'obésité, qui reconnait suivant les cas deux causes différentes, soit un apport trop considérable, soit une combustion insuffisante.

Pour que l'obésité puisse se produire il faut donc qu'il y ait disproportion entre la nutrition et la dénutrition ; mais il faut encore quelque chose de plus, car, ne devient pas obèse qui veut, même en créant artificiellement cette disproportion.

« Il y a, dit E. d'Heilly (1), chez les polysarciques un trouble de nutrition inconnu dans son essence, une pertubation, une déviation de cette fonction qui fait que tous les aliments aboutissent à former de la graisse. On ne peut s'empêcher d'établir un rapprochement de plus entre l'obésité et le diabète, et de songer à ces glycosuriques qui font du sucre avec tous les aliments, et, mis à la diète, y usent leur propre substance. Peut-être l'obésité doit-elle être attribuée à quelques perturbation dans les fonctions nerveuses qui président à la nutrition.

Cette prédisposition, ce terrain favorable c'est l'arthritisme qui nous le fournit, et, si l'on cherche dans les antécédents des obèses, on trouvera soit l'obésité elle-même, soit la migraine, la lithiase biliaire, la gravelle urique, l'asthme, le rhumatisme articulaire, la goutte, le diabète, en un mot, soit l'une ou l'autre de ces affections qui relèvent de la même diathèse, et qui toutes sont l'indice d'une nutrition défectueuse.

Il est fréquent du reste, de trouver chez l'obèse une autre manifestation arthritique.

____

(1) Diction. de méd. et de chir. pratiques art. obésité.

La cause première de l'obésité est donc dans un état morbide constitutionnel, dans une diathèse.

Si à présent, nous recherchons les causes occasionnelles, nous allons voir que toutes agissent ainsi que nous l'avons déjà dit en apportant un trouble plus ou moins considérable dans la nutrition, et en apportant à la diathèse une occasion de se manifester.

L'assimilation des graisses peut être augmentée par une alimentation vicieuse ou trop abondante ou mal réglée.

En effet, s'il est reconnu d'une part que de gros mangeurs sont souvent très maigres (parce qu'ils n'offrent pas un terrain favorable à l'obésité), d'autre part il est facile de constater que beaucoup d'obèses ont été de gros mangeurs et de grands buveurs.

C'est surtout dans la jeunesse et même dans l'enfance que se trouve ce premier abus des aliments ; il est incroyable de voir ce que certains parents forcent leurs enfants à avaler ; et lorsque cette voracité, cette gloutonnerie est enfin devenue une habitude avec quel orgueil ils l'entretiennent ! C'est pour eux une grande satisfaction de pouvoir montrer que leurs bambins mangent plus qu'aucun des convives. Quel homme ce sera plus tard !

On a du reste remarqué que ce ne sont pas toujours les graisses qui sont absorbées en plus grande quantité par les obèses, les albuminoïdes et les hydrocarbures semblent plutôt jouer dans ces cas là un rôle important.

Beaucoup d'obèses étant du reste dyspeptiques, il se pourrait que chez eux le dédoublement des graisses en glycérine et en savons solubles ne se fasse pas et que la presque totalité des corps gras aille directement dans le sang sous forme de graisse émultionnée, pour s'adjoindre ensuite au tissu adipeux.

Mais, ce sont surtout les causes qui s'opposent à la destruction des graisses et à leur élimination qui favorisent l'obésité.

Celle-ci, apparaît rarement dans la jeunesse où les échanges nutritifs sont très actifs, elle se montre surtout de 30 à 40 ans, époque où le développement de l'individu est accompli et où par conséquent les aliments sont surtout employés à former des réserves.

Cependant, chez les sujets fortement prédisposés, surtout chez ceux dont nous avons parlé plus haut, et qui ont fait, par la faute de leurs parents, une véritable suralimentation, il n'est pas rare de voir apparaître l'obésité entre 15 et 20 ans.

Les femmes semblent plus prédisposées que les hommes ; peut-être faut-il en chercher en partie la raison dans une vie plus sédentaire, mais, chez elles aussi, la grossesse et la lactation jouent certainement un rôle énorme ; dans ces moments là, non seulement la sédentarité est augmentée, mais encore ainsi que le fait remarquer Auvard, il se produit un ralentissement considérable dans l'assimilation et la désassimilation.

Du reste, les fonctions génitales sont liées par un rapport très étroit avec le développement du tissu adipeux.

Le mariage est quelquefois suivi des surprises les plus imprévues. La continence est souvent cause d'un engraissement excessif. Enfin, la castration, ainsi que chacun le sait, chez l'homme comme chez les animaux, aide considérablement au développement du tissu adipeux : il est actuellement difficile de préciser le mécanisme par lequel se produisent ces phénomènes.

Toutes les professions sédentaires favorisent l'engraissement, par défaut de désassimilation. Dans les couvents, la sévérité du régime est im-

2

puissante à juguler l'embonpoint, qu'occasionnent le défaut d'exercice et la tranquillité morale.

Dans d'autres professions, au contraire, c'est l'alimentation qui est trop puissante, telle que chez les bouchers et chez les charcutiers. Enfin, chez les rentiers, il faut parfois aussi incriminer le sommeil trop prolongé, qui ralentissant les échanges, entrave la désassimilation.

Beaucoup de personnes, comme les gens de bureau, mènent une vie sédentaire, et, vivant de plus dans un air confiné, manquent de l'oxygène nécessaire pour brûler leur graisse.

C'est probablement encore à ce défaut d'oxydation qu'il faut attribuer l'obésité qui apparaît si souvent chez les hémorragiques, les chlorotiques, les anémiques et les emphysémateux.

L'obésité, qui fait souvent suite aux affections aiguës, peut tenir en partie aux troubles profonds qu'apportent ces maladies dans la nutrition. Cependant, peut-être faut-il incriminer aussi dans ces cas-là, la sédentarité, car, une fracture de jambe, qui maintient le malade à la chambre, produit le même résultat.

Je crois inutile d'insister sur l'obésité produite par des substances toxiques ou médicamenteuses, nous aurons occasion d'en parler plus tard.

Le plus souvent, ces causes occasionnelles se combinent de différentes façons chez le même individu, mais, il est toujours possible d'en reconnaître une ou plusieurs, de découvrir la diathèse, de voir s'il y a augmentation de l'assimilation ou défaut de désassimilation, notions indispensables pour instituer un traitement rationnel.

Symptômes de l'Obésité.

Les symptômes de l'obésité sont si connus qu'il est presque superflu de les décrire.

Les modifications extérieures du corps sont des plus manifestes, car non seulement la graisse envahit toute l'économie, mais encore elle se répartit d'une façon très inégale.

Les points où se développe de préférence le tissu graisseux sont le cou, le thorax, le menton, la région fessière, le ventre principalement chez l'homme, les épaules et les seins surtout chez la femme. Du reste, ces points varient beaucoup chez les individus donnant lieu aux difformités les plus variées, et fournissant les types les plus divers aux caricaturistes.

Ce n'est que progressivement que s'installe l'obésité, et souvent il est difficile de dire, surtout chez une personne que l'on voit journellement, à quel moment l'embonpoint devient pathologique.

A un moment cependant, l'aspect extérieur du corps est si caractéristique, que le diagnostic s'impose.

Les saillies, les creux, les fossettes disparaissent, les joues sont bouffies et se laissent facilement distendre, le cou paraît raccourci, la tête semble, par suite du développement exagéré des joues, devenir piriforme. Les seins se développent à un tel point, chez certaines femmes, que leur poids les rend douloureux.

•Le ventre, d'une ampleur démesurée, retombe sur les cuisses et parfois même cache les organes génitaux. La taille disparaît, ventre et thorax semblent ne faire qu'un.

Les membres sont devenus cylindriques et sont terminés à leur extrémité par des bourrelets comme chez les enfants.

La peau distendue de toute part semble craquer sous l'effort de la graisse, et se creuse de vergetures semblables à celle de la grossesse. En relevant les seins, en relevant le tablier que forment les bourrelets adipeux du ventre, on découvre de l'intertrigo qui dégage une odeur infecte.

Seuls, la verge et le scrotum semblent échapper à cet envahissement du tissu adipeux.

Chez ces malades, dont le poids varie entre 80 et 150 kilos et qui peuvent atteindre 300 et 490 kilos (Wadd), l'obésité se traduit en outre, le plus souvent, par des troubles fonctionnels qui sont parfois des plus sérieux.

La marche est pénible, quelquefois même impossible.

Les obèses avancent les reins cambrés, souvent les bras croisés derrière le dos, pour faire contrepoids au ventre ; ils transpirent facilement, le moindre effort qu'ils aient à faire les essoufle. Assis, ils tiennent les jambes écartées pour laisser place à leur ventre, qu'ils retiennent souvent en croisant les mains, attitude familière aussi à la femme grosse. Couchés, ils dorment mal et sont souvent saisis de dypsnée. Par contre, ils se laissent facilement aller au sommeil pendant le jour, après le moindre effort, ou pendant que s'opère le travail de la digestion.

Intellectuellement, les obèses sont aussi apathiques que physiquement, (à part quelques exceptions), tout travail cérébral leur est pénible, et souvent même cette paresse, masque un véritable affaiblissement des facultés intellectuelles.

Les fonctions digestives s'opèrent, en général, bien au début, mais, chez les gros mangeurs et les grands buveurs, le tube digestif surmené ne tarde pas à être atteint de dyspepsie, nouvelle cause d'assimilation anormale de graisse.

La constipation, est parfois opiniâtre ; dans d'autres cas on observe une diarrhée fétide.

Les urines sont en général en rapport avec la quantité de liquide ingéré, qui peut être considérable. Il n'est pas rare dans l'analyse de trouver de l'albumine, et surtout du glycose, qui très souvent provient, non du diabète, mais bien d'une glycosurie alimentaire par suite d'insuffisance hépatique. L'azoturie s'observe dans quelque cas, et est très importante à déceler à cause du traitement.

La fonction respiratoire est très sérieusement entravée, la fonction circulatoire fort compromise, par suite de la compression du cœur et des poumons, par les amas graisseux du médiastin, par suite aussi de la gène apportée au fonctionnement du diaphragme. Il en résulte de la dypsnée, des palpitations, des hémorhagies diverses et de l'œdème des membres inférieurs.

A la suite des compressions qui ont lieu dans

l'abdomen apparaissent les hernies, les hémorroïdes, les troubles menstruels.

Chez l'homme, la frigidité accompagne souvent l'obésité, l'on constate parfois l'absence complète de spermatozoïdes dans le liquide séminal.

Chez la femme la leucorrhée, l'aménorrhée, la métrorrhagie sont des plus fréquentes, beaucoup se montrent absolument stériles et cessent de l'être après avoir traité leur obésité.

A l'autopsie on trouve une accumulation de tissu graisseux sous cutané, une surcharge graisseuse généralisée.

Les organes abdominaux sont absolument noyés dans une atmosphère de graisse qui les comprime et les immobilise.

L'estomac et l'intestin sont souvent dilatés.

Le foie est augmenté de volume, ses cellules sont envahies par la graisse, et il présente la coloration jaune, la consistance molle et onctueuse, l'odeur *sui generis* bien caractéristiques du foie gras. Il est souvent difficile de constater l'hypertrophie du foie chez les malades, à cause même de l'épaisseur des parois abdominales.

Les poumons comprimés de toute part sont atteints d'emphysème qu'il est facile de retrouver chez presque tous les obèses.

Le cœur est parfois simplement surchargé de graisse à la superficie, mais parfois aussi la graisse envahit l'élément musculaire et le muscle cardiaque dégénéré est remplacé par un tissu friable qui expose à tous moments à la rupture de l'organe.

Lorsque les bruits deviennent sourds, affaiblis, que le choc de la pointe est difficile à percevoir, l'on doit songer à la surcharge graisseuse du cœur, et éviter au malade toute cause, pouvant l'exposer à une rupture.

Diagnostic et Pronostic.

D'après les symptômes que nous venons d'énumérer, il est presque impossible de commettre une erreur de diagnostic.

On ne saurait prendre pour des obèses des sujets à développement musculaire considérable, comme on en rencontre parfois.

Ceux-ci présentent, une vigueur, une activité bien rares chez l'obèse, de plus leurs saillies musculaires sont fortement accusées.

L'œdème se démasque vite par le godet que fait la pression du doigt, rarement il est généralisé et provient le plus souvent d'une affection connue.

La bouffissure et le teint particulier des myxédémateux, sont trop caractéristiques pour tromper.

Les adiposes localisées se distinguent facilement, car l'obésité est toujours généralisée avec seulement parfois dépôt plus considérable de graisse en certaines régions.

Mais, là ne doit pas s'arrêter le diagnostic, car pour pouvoir instituer un traitement utile, il importe de déterminer autant que possible l'état des organes. Il faudra s'assurer si, le foie, le cœur, les reins, l'estomac, l'intestin et les poumons sont indemnes ou non.

Il faudra en outre rechercher si le malade est atteint d'autres manifestations arthritiques : diabète, goutte, gravelle etc... Alors seulement, on pourra agir sans crainte de nuire au malade et avec quelque espoir de lui être utile.

Pour ce qui est du pronostic, ainsi que nous l'avons déjà vu, il est loin d'être bénin dans tous les cas.

Souvent, des enfants qui naissent avec des provisions de tissu adipeux exagérées, les perdent après le sevrage ; d'autres, au contraire, deviennent obèses à ce moment et guérissent à la puberté.

Certains adultes deviennent obèses à un âge donné et le restent toute leur vie, sans que l'affection ait une tendance à s'accroître et sans qu'ils en soient autrement gênés.

Mais, il n'en est malheureusement pas toujours ainsi. Souvent en effet l'affection quoique de marche lente, fait des progrès continus, les signes fonctionnels apparaissent, s'accroissent sans cesse, jusqu'au moment où le malade est obligé de garder le lit.

Le cerveau et les poumons se congestionnent, le cœur faiblit de plus en plus, bientôt apparaissent les œdèmes, et l'asystolie. La mort vient enfin terminer une existence rendue insupportable, par les misères de l'arthritisme qui viennent souvent s'ajouter à l'obésité elle-même.

Dans d'autres cas, le malade meurt de mort subite, à la suite d'une hémorrhagie où d'une congestion cérébrale, de mort foudroyante par rupture du cœur.

Souvent enfin, ils sont enlevés par une maladie intercurrente, car il est démontré qu'ils résistent très mal à toutes les affections fébriles, et en particulier à la fièvre typhoïde.

Traitement.

Ainsi que nous venons de le voir, l'obésité procédant de causes très diverses, réclame suivant les cas une thérapeutique différente.

Il importe tout d'abord d'agir sur l'état morbide qui a amené l'obésité, on recherchera ensuite à agir sur l'obésité elle-même par la cure de réduction.

Malheureusement, dans la pratique, nous trouverons de nombreux empêchements pour appliquer notre thérapeutique, soit que la cause première nous échappe ou que nous soyons insuffisamment armé contre elle, soit que, par suite de complication, la cure de réduction ne puisse se faire que d'une façon incomplète, soit que, enfin, nous ne puissions vaincre l'apathie et l'indifférence des malades.

Quoiqu'il en soit, nous avons vu que souvent

l'obésité était le produit d'une diathèse, ce serait une inconséquence grave que de tenter l'amaigrissement avant d'avoir cherché à modifier l'économie.

Il importe donc, de reconstituer d'une façon aussi exacte que possible l'histoire du malade, de rechercher avec soin la cause morbide primitive et de l'attaquer tout d'abord.

Je ne puis faire ici le traitement complet qu'il convient d'employer dans tous ces divers cas ; aux arthritiques on donnera les alcalins, les sels de lithine, on conseillera un séjour à Vichy ; chez les débilités, les chloro-anémiques, on devra ordonner les toniques, les amers, le fer, l'hydrothérapie ; aux lymphatiques, les préparations iodurées. Ces deux dernières classes de malades tirent souvent les plus grands bénéfices des bains de mer.

La cure de réduction a pour but de s'opposer à la formation de matériaux de réserve d'une part, et d'autre part de faciliter l'élimination de ceux qui existent.

Or, pour arriver à ce but, nous devons surveiller l'ingestion des aliments, favoriser l'assimilation complète des graisses sous forme d'acides gras et de glycérine (qui ainsi que nous l'avons vu sont complètement brûlés), aider la combustion des graisses de réserve, favoriser l'élimination de la graisse par le foie et les glandes sébacées.

Nous arriverons à ces résultats par un traitement à la fois diéthétique, hygiénique et médicamenteux.

Nous avons vu que ce sont les aliments, qui fournissent les matières grasses à l'organisme. Il n'est donc pas extraordinaire de voir que tous les efforts des **médecins** se soient tout d'abord portés à instituer un régime alimentaire qui, produisant une ingestion insuffisante de combustible, force le malade à brûler sa graisse de réserve.

Parmi ces régimes, nous n'en citerons que deux, celui d'OErtel, le plus en vogue à l'étranger, celui de Dujardin-Beaumetz, plus connu en France :

Régime d'OErtel :

Au matin : 150 grammes de thé ou de café avec un peu de lait ; 75 grammes de pain.

A midi : 100 à 200 grammes de bouilli ou de

rosbif, de veau, de gibier ou de volaille peu grasse; salade et légume léger *ad libitum;* des poissons préparés sans trop de graisse; 26 grammes de pain, quelquefois des farineux jusqu'à 100 grammes au maximum. Comme dessert, 100 à 200 grammes de fruits, surtout des fruits frais, quelquefois un peu de confitures. Pas de boisson du tout. Dans la saison chaude, et à défaut de fruits, de 17 à 25 centilitres d'un vin léger.

Dans l'après-diner : une tasse de café ou de thé comme au déjeuner avec tout au plus 17 centilitres d'eau, exceptionnellement 25 grammes de pain.

Comme souper : un ou deux œufs à la coque, 150 grammes de viande, 25 grammes de pain, un peu de fromage, de la salade ou des fruits. Comme boisson, 17 à 25 centilitres de vin coupé avec un huitième d'eau.

Ceux qui ont souffert de l'obésité sans avoir présenté des symptômes morbides du côté de circulation, peuvent prendre plus de liquides, par exemple, à midi, un ou deux verres de vin; le soir, une demi-bouteille de vin et un quart de litre d'eau.

Régime de Dujardin-Beaumetz :

Réduction des boissons. Repousser les aliments trop aqueux, réduction à leur minimum des féculents. Défense absolue de la pâtisserie, pain très léger. Le malade doit peser ses aliments et se limiter aux poids suivants :

Premier déjeuner à huit heures : 25 grammes de pain, 50 grammes de viande froide (jambon ou autre ; 200 grammes de thé léger sans sucre.

Deuxième déjeuner à midi : 50 grammes de pain ; 100 grammes de viande ou de ragoût, ou deux œufs (l'œuf privé de sa coque pèse 45 à 50 grammes) ; 100 grammes de légumes verts ; 15 grammes de fromage ; fruits à discrétion.

Diner à sept heures : pas de soupe ; 50 grammes de pain ; 100 grammes de viande ou de ragoût ; 100 grammes de légumes verts ; salade ; 15 grammes de fromage : fruits à discrétion.

Nous avons tenu à donner ces régimes, car ils sont très répandus en France et à l'étranger, nous aurions pu en donner d'autres également excellents, tels que ceux de Bauting, d'Ebstein, de Demuth, de Robin, etc. ., mais à quoi bon ?

Qu'il faut mal connaître les malades, pour leur faire des prescriptions pareilles, pour leur ordonner de suivre pendant des mois un régime semblable. Pour un qui se décidera à se soumettre à ce traitement, cent ne le feront pas, et, découragés, ne feront plus rien du tout, ce en quoi, du reste, ils auront le plus grand tort.

Est-il si nécessaire que cela de faire dîner en tête à tête avec une balance de précision ? D'autre part, n'est-il pas absurde de vouloir indiquer à quelques grammes près, les aliments que doivent absorber les obèses ? Est-ce que même, médicalement parlant, ce ne serait pas une faute grave que de vouloir instituer le même régime dans tous les cas.

Du reste, entre un régime rigoureux qui ne doit pas être suivi du tout, et un régime moins sévère qui sera facilement adopté de tous, ne doit-on pas donner la préférence au second.

Enfin, toutes choses égales d'ailleurs, s'il est nécessaire d'instituer un régime rigoureux, il sera toujours préférable de lui donner la forme la plus simple, il aura ainsi beaucoup plus de chance d'être exécuté.

Pour moi, je crois être plus facilement écouté en disant ceci :

Le traitement de l'obésité comprend trois partie : une diéthétique, une hygiénique, une médicamenteuse ; pour arriver le plus sûrement à un résultat, avec le moins de fatigue et le moins de danger pour l'organisme, il faut que ces trois parties du traitement soient employées simultament.

Or, j'ai montré quels étaient les aliments qui fournissaient le plus de graisse ; il en est qui sont faciles à supprimer, et d'autres qu'on arrivera facilement à ne prendre qu'en très petite quantité.

Ayez du courage et faites pour le mieux, si vous avez le désir de guérir, vous serez sûrs d'arriver à un résultat.

•Les aliments qui doivent être absolument pros crits sont les suivants :

Toutes les soupes ;

Les légumes féculents ;.

Les pâtes alimentaires ;

Les charcuteries, le gibier et les volailles grasses ;

Le beurre, graisse, huile ;

Le sucre, pâtisseries, confitures ;

Les boissons alcoolisées et les liqueurs.

J'ai dit que lorsqu'on avait à user d'un régime rigoureux, il fallait le formuler sous sa forme la plus simple.

Le régime diéthétique le meilleur, celui qui donne les résultats les plus rapides, est de beaucoup le régime lacté.

Le docteur Debove a présenté ces temps derniers à l'Académie un malade qui pesait 147 kilos. Pour des raisons diverses, toute tentative de traitement hygiénique et médicamenteux devenait impossible, il fallut donc se contenter simplement de l'alimentation insuffisante. Grâce au régime lacté, même dans ces conditions qui sont très défavorables, en l'espace de 8 mois, le malade perdit 10 kilos.

Certes, je sais bien qu'il est pénible de forcer un malade à boire du lait pendant des mois ; mais, il ne faut pas oublier que dans le cas particulier, il importait d'agir rapidement, et que l'on ne pouvait s'aider des autres moyens pour aider l'amaigrissement à se produire.

Les obèses moins gravement atteints tireront les plus grands bénéfices du régime lacté mixte. Il sera facile à les décider à boire du lait deux jours par semaine tout en continuant à surveiller leur régime pendant le reste du temps.

Une méthode qui me paraît encore meilleure, est la suivante :

Il est très facile d'habituer l'estomac à ne faire le soir, qu'un repas très léger. Or les malades arriveront très vite à ne prendre pour leur dîner que des légumes verts, des salades et des fruits ; bientôt une quantité de lait relativement faible leur suffira. Le jour où ils auront atteints ce résultat, de ne prendre qu'un litre ou 1/2 litre de lait, [le soir, tout en faisant dans la matinée un déjeûner normal, exempt toutefois des quelques plats que nous avons défendu, ils pourront se flatter d'avoir atteint le but recherché dans la grande majorité des cas.

Le traitement hygiénique a surtout pour but d'achever l'assimilation des graisses, et de favoriser leur élimination.

Les combustions étant, ainsi que nous l'avons déjà dit très ralenties pendant le sommeil, il importe tout d'abord de régler celui-ci, qui ne devra pas excéder 6 à 7 heures.

Il faut convaincre l'obèse, à qui en général, tout exercice physique répugne, que cet exercice est encore un des meilleurs moyens pour lui, d'éliminer sa réserve adipeuse. Cependant, un exercice 'exagéré ne doit pas être prescrit tout d'abord, outre qu'il serait difficilement accepté, il ne serait pas sans danger.

Il faut habituer progressivement le malade, à la marche, surtout à des heures éloignées du repas, principalement le matin à jeun, afin que les oxydations portent sur la graisse de réserve et non sur celle des aliments.

Peu à peu, on l'encouragera, à faire de la gymnastique de chambre, des armes, de la natation, du canotage, du vélocipède, en un mot de tous les exercices au grand air, qui sont un remède, en même temps qu'un amusement.

L'hydrothérapie, les frictions sèches, le massage, au besoin même des inhalations d'oxygène, viendront aider puissemment à supporter ce régime, et accéléreront encore les échanges nutritifs et l'élimination de la graisse.

Mais, nous le répétons un traitement intempestif n'est ordinairement pas de mise, il faut pour que le régime soit bien accepté et bien supporté qu'il soit progressif.

√La partie médicamenteuse du traitement comprend d'abord les purgatifs qui agissent en favorisant l'élimination de la graisse par le foie.

Entre tous, à cause du mauvais état gastro-intestinal des malades, l'on doit donner la préférence aux purgatifs salins. « Ces purgatifs, dit Güller, ont en outre l'avantage en provoquant d'abondantes saignées séreuses, de favoriser les oxydations ».

On pourra donc prendre une ou deux fois par semaine un verre d'eau de Villacabras par exemple.

Les alcalins, le bicarbonate de soude, l'eau de Vichy, rendent aussi des services en accélérant la dénutrition; c'est surtout chez les arthritiques que l'on doit les employer et qu'ils donnent les meilleurs résultats.

Le fucus vésiculosus, préconisé par Duchesne Duparc, et qui jouit d'une certaine vogue dans le public, peut être employé en décocté 10 à 20 gr. pour 1.000, ou en pilules sous forme d'extrait alcoolique de 0,05 à 0,20 centigr. Ainsi que l'iode, ce médicament donnera surtout des résultats chez les scrofuleux.

L'iodure de potassium accélère aussi le mouvement de dénutrition et peut être employé à la dose de 1 à 10 grammes mais, ainsi que nous le verrons plus loin dans certains, il est formellement contre indiqué.

De nombreuses complications peuvent venir entraver le traitement.

En effet, lorsqu'il y a azoturie, non seulement l'iodure de potassium, mais encore tous les médicaments destinés à favoriser toutes les oxydations doivent être proscrits. La désassimilation étant trop active, le régime alimentaire lui-même ne doit pas être trop rigoureux.

Chez les diabétiques, il serait dangereux de diminuer la quantité de liquide ingéré.

Si l'on soupçonne la dégénérescence graisseuse du cœur, il faudra être très prudent dans l'emploi des exercices physiques et insister sur le régime lacté. Ce même régime devra être employé lorsque l'obésité est telle, que le séjour au lit est indispensable, tout exercice physique étant impossible.

Pour terminer, je dois dire quelques mots d'une médication nouvelle qui a déjà donné des résultats remarquables, mais qui doit être employé avec la plus grande prudence, je veux parler de la médication thyroïdienne.

D'après les expériences d'Ewald et Langendorff, d'Ord. de Whise, de Brissaud, etc... il paraît très vraisemblable que le suc thyroïdien, agit comme stimulant de la nutrition et favorise les oxydations.

Cependant, alors que le traitement que nous venons d'indiquer, agit sur tous les malades, mais principalement chez ceux chez qui les échanges nutritifs se font à peu peu près normalement, c'est-à-dire les obèses par suralimentation, obèses jeunes, vigoureux, à facies coloré ; le suc thyroïdien lui, agit surtout chez les obèses chez lesquels il y a ralentissement de la combustion, obèses pâles à chair molle.

On peut administrer le corps thyroïde de mouton à l'état frais, et c'est encore sous cette forme que l'on obtient les meilleurs résultats. On peut absorber ainsi tous les jours, la moitié d'un lobe, ou un lobe tous les deux ou trois jours.

Cependant, d'une part, il est difficile parfois de se procurer la glande fraîche et saine, d'autre part, il répugne souvent aux malades de l'absorber sous cette forme. La poudre sèche préparée dans les laboratoires, nous offre non seulement plus de garantie de pureté, mais encore la possibilité d'administrer ce médicament, sous une forme médicamenteuse plus agréable, tout en lui conservant la plus grande partie de ses propriétés.

On forme avec cette poudre des tablettes et capsules gélatineuses exactement dosées. Trois tablettes ou capsules représentent environ un lobe frais, on peut en prendre une à deux par jour.

Le liquide thyroïdien est le troisième mode d'administration de ce médicament. Les injections sous-cutanées de ce liquide, faites dans de bonnes conditions d'asepsie, rendent de grands services, et sont en général bien supportées.

On peut injecter de deux à six centimètres cubes par jour ou tous les deux jours.

Citons encore la thyréoïdine et la thyroïodine ou iodothyrine qui ont également été préconisées contre l'obésité, mais qui en réalité se montrent inférieures aux préparations précédentes.

Dès que le pouls semble s'accélérer il convient de suspendre la médication thyroïdienne.

Elle est formellement contre indiquée chez les cardiaques, les albuminuriques, les glycosuriques chez les personnes âgées et affaiblies.

En résumé, c'est là une préparation qui donne dans certains cas des résultats remarquables, mais qui ne doit être employée qu'avec précautions et dans des cas déterminés.

L'action doit toujours en être surveillée par un médecin sous peine de voir survenir des accidents qui peuvent être très graves.

FIN

TABLE DES MATIÈRES

9 782016 191903